AF311329

Te 123
218

DE L'AVORTEMENT

PROVOQUÉ

AVANT LE MOMENT OU LE FŒTUS EST VIABLE,

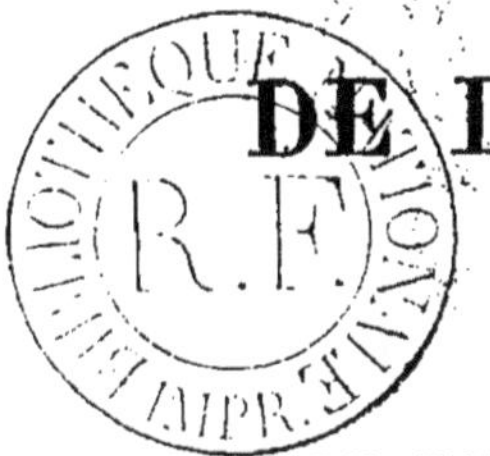

Par M. G. LETENNEUR,

DOCTEUR-MÉDECIN A NANTES,

ANCIEN INTERNE LAURÉAT DES HÔPITAUX DE PARIS, MEMBRE
CORRESPONDANT DE LA SOCIÉTÉ DE CHIRURGIE DE PARIS, ETC.

(16 JANVIER 1852.)

Dans un travail remarquable publié dans les *Annales
de la Société Académique de la Loire-Inférieure* (22.e vol.,
année 1851), M. Albert Lemoine a dit, en parlant de Broussais, dont il combattait les doctrines philosophiques: « Tout
» le bien qu'il a fait, celui même qu'il a voulu faire, ne peu-
» vent nous empêcher de maudire le mal profond dont
» il a jeté les racines dans la jeunesse d'alors, mal dont
» aucune médecine, pas même la sienne, ne peut guérir,
» car c'est un mal moral, le matérialisme, l'athéisme. »
Je me suis rappelé la vérité de ces paroles, et j'ai compris toutes les conséquences des doctrines de l'illustre pro-

fesseur , doctrines dont il ne doit pas, d'ailleurs, supporter seul la responsabilité , en lisant le compte-rendu de la séance de l'Académie Nationale de Médecine du 9 décembre 1851.

Un chirurgien des hôpitaux de Paris, à l'honorabilité et au talent duquel je me plais à rendre hommage, a présenté, pour appuyer sa candidature à une place vacante dans la Section d'accouchement , une observation *d'avortement provoqué avec succès, pour la troisième fois, sur une femme dont le diamètre antéro-postérieur du détroit supérieur du bassin n'avait pas plus de cinquante millimètres.*

Je n'entrerai pas dans les détails de cette observation, qui a reçu une assez grande publicité ; mais, je dirai seulement que l'opération dont il s'agit, a été pratiquée à cause de l'impossibilité de l'accouchement par les voies naturelles , au terme de la grossesse , et qu'on y a eu recours dans le but de soustraire la femme aux dangers de l'opération césarienne.

J'ajouterai que le chirurgien qui a provoqué ce dernier avortement, appelle le jugement de l'Académie sur l'*opportunité* d'agir comme il l'a fait , dans tous les cas analogues. Une commission est chargée de faire un rapport sur cette communication, et un Journal de Médecine très-répandu , et par conséquent très-influent , dit à cette occasion :

« Il est à désirer que la discussion qui va s'élever sur » ce sujet, dissipe les incertitudes et les *appréhensions* » des médecins , et que la décision qui interviendra fixe » désormais les *droits* et les devoirs du praticien en pa- » reille matière. »

Cette question de l'avortement , résolue comme elle l'a été par le chirurgien éminent auquel je fais allusion, comme elle l'a été aussi par un grand nombre d'accoucheurs, est la preuve de cette tendance de certaines écoles médicales à conduire au matérialisme. Et , ce que je ne puis m'empêcher de déplorer, c'est de voir ces observations d'avortement présentées , non comme des fautes qu'on doit éviter, mais bien comme des modèles à suivre ; c'est de voir l'opération de l'avortement pratiquée à l'Hôpital de la Faculté, c'est-à-dire par les hommes chargés de l'enseignement officiel ; c'est de voir, enfin, la question chirurgicale complétement dégagée de la question morale et religieuse, comme si cette dernière ne devait pas dominer entièrement la première.

Si on admet que l'avortement soit quelquefois un devoir pour le médecin, on ouvre la porte à une série incalculable d'abus qui peuvent naître de l'ignorance ou trouver leur mobile dans le crime.

Considéré en lui-même, c'est, ainsi que l'a qualifié Capuron, un attentat contre les lois divines et humaines.

Si donc des hommes parfaitement honorables commettent, de bonne foi, des actes qui, en réalité, sont des crimes, c'est qu'ils sont eux-mêmes victimes de l'insuffisance de l'enseignement médical qu'ils ont reçu.

Qui de nous, en effet, ne s'est pas trouvé arrêté au début et même dans le cours de sa carrière de médecin, par des difficultés imprévues que présente si souvent l'application de notre art dans ses rapports avec les intérêts et les droits des familles, de la société et de la religion.

Comment prévoir ou même pressentir ces difficultés, lorsque, sur elles, comme sur ce qui n'est pas essentiellement, et, pour ainsi dire, matériellement scientifique, l'enseignement de nos écoles n'est que trop souvent muet?

Le médecin est donc obligé de résoudre les problèmes en face desquels il se trouve, au moyen des seules inspirations de sa conscience, puisque, s'il veut interroger les auteurs classiques, il n'y trouve que doute ou contradiction. Mais, en pareille matière, il est impossible d'admettre que les inspirations de la conscience, même la plus honnête, seront toujours heureuses ; les esprits les plus droits et les plus désireux d'arriver au but, peuvent s'égarer, s'ils voyagent, sans guide, au milieu d'un pays inconnu.

La question qui me préoccupe en ce moment, la question de l'avortement doit, avant tout, être étudiée au point de vue de la religion; je l'examinerai ensuite au point de vue de la législation et de la science.

———

La religion chrétienne a toujours condamné l'avortement, parce que, pour elle, tout être humain vivant a les mêmes droits. Or, la vie consiste, pour l'homme, dans l'union de l'âme et du corps, et cette union existant chez l'embryon, celui-ci est digne de la même protection avant comme après la naissance; je dirai plus, c'est que, en provoquant l'avortement, on commet sur l'embryon, non-seulement un meurtre matériel, mais encore un meurtre moral, puisqu'on le prive du bénéfice du baptême.

Les médecins des siècles précédents, s'ils avaient moins de science que ceux de notre époque, avaient au moins le mérite de ne pas considérer l'homme seulement comme un assemblage d'organes fonctionnant avec plus ou moins de régularité; ils ne réduisaient pas l'homme à un mécanisme grossier; ils n'oubliaient pas enfin que l'homme a une âme qui mérite bien un certain degré d'intérêt. Aussi regardaient-ils comme une obligation d'associer l'étude de l'âme à l'étude de la médecine.

Aujourd'hui que le matérialisme est à l'ordre du jour, on dédaigne profondément de s'occuper de semblables questions qu'on condamne, sans examen, à dormir pour toujours dans la poussière de la casuistique.

Qu'en résulte-t-il? Que les hommes chargés d'enseigner la jeunesse de nos écoles lui apprennent, sans s'en douter, à commettre des actions criminelles.

Accuser d'un tel résultat la négligence apportée par les médecins à l'étude des questions par lesquelles notre art touche à la morale et à la religion, c'est me créer l'obligation de me soustraire à un semblable reproche; et je me trouve naturellement conduit à dire quelques mots de l'*animation* du fœtus.

———

Si l'histoire de la génération, dans sa partie purement matérielle, est encore entourée d'une si profonde obscurité, malgré les travaux ingénieux et multipliés d'un si grand nombre d'observateurs, nous ne devons pas nous étonner des divergences qui se sont manifestées entre les hommes, lorsqu'ils ont voulu pénétrer le mystère de l'*animation*.

Les philosophes de l'antiquité païenne considéraient l'âme, les uns comme une *qualité*, les autres comme une *substance*.

Pour les premiers, l'âme n'étant qu'une qualité du corps devait naître et mourir avec lui.

Pour les autres, l'âme était une partie de la divinité ; à la mort, elle retournait, par réfusion, au tout dont elle avait été séparée, pour *être unie au corps au moment de la naissance*.

Ces idées devaient être rejetées et condamnées par la religion chrétienne. A ses yeux, notre corps et notre âme sont créés par Dieu et sont unis l'un à l'autre au moment même de la fécondation. Là commence la vie.

Cependant, malgré l'immutabilité des croyances de l'Église, il s'est trouvé, dans son sein, des hommes dont les opinions ont été plus ou moins dissidentes, et ont jeté, pendant longtemps, une certaine incertitude sur cette partie de la théologie.

C'est ainsi que les premiers Pères sont loin d'être unanimes en ce qui concerne l'origine de l'âme et l'animation, et on retrouve dans les écrits de quelques-uns d'entre eux l'empreinte de la philosophie païenne. Nous verrons qu'au moyen-âge des erreurs puisées à la même source ont nui, pendant plusieurs siècles, à l'unité de doctrine.

Tertulien croyait que les âmes avaient toutes été créées en Adam et qu'elles venaient l'une de l'autre par une espèce de reproduction. (*Anima velut surculus quidam ex matrice Adami in propaginem deducta, et genitalibus semine foveis commodata, pullulabit tam intellectu quam sensu.*) (Tertul. *De Animâ*, cap. 19.)

Il semble que c'est à cette source que Bonnet a puisé son système de l'emboîtement des germes.

Origène pensait que les âmes existaient avant d'être unies aux corps, et que Dieu ne les y envoyait pour les animer, qu'en punition de ce qu'elles avaient failli dans le ciel.

Une troisième opinion, également erronée, paraît avoir eu, un peu plus tard, un certain crédit; suivant ceux qui la soutenaient, l'âme ne serait unie au corps qu'à une époque plus ou moins distante du commencement de la gestation.

Au IV.ᵉ siècle, saint Bazile éleva la voix pour exposer, dans toute leur pureté, les dogmes chrétiens sur l'adjonction de l'âme au corps. Il déclara qu'on ne doit pas faire de distinction entre le fœtus *animé* et le fœtus *inanimé,* parce que l'âme est créée au moment de la conception.

Deux cents ans plus tard, saint Césaire crut utile de rappeler cette vérité.

Saint Augustin ignorait ce que saint Bazile avait écrit à ce sujet; car, après avoir résumé les diverses croyances répandues autour de lui, il conseille de ne pas se prononcer légèrement entre elles; puis, il ajoute : « Cette question » incertaine et obscure n'a pas été traitée et résolue par » les auteurs catholiques d'après les livres saints; du moins, » si ces travaux existent, ils ne sont jamais tombés entre » mes mains. »

Ailleurs, cependant, saint Augustin, ne pouvant rester sous le poids du doute, brisa toute discussion par ce mot, qui répond à tout : « *Homo est qui futurus est.* »

Les saints évêques, que je viens de citer, n'étaient pas comme ceux qu'ils combattaient, les auteurs responsables de leur propre doctrine; mais ils représentaient réellement la croyance de l'Église.

Rapprochons-nous, en effet, du berceau du christianisme, alors que, parmi les païens à Rome comme en Grèce, l'avortement volontaire était si commun. Ecoutons l'apologie qu'Athénagore adressa à Marc-Aurèle, Antonin et Commode. On accusait les premiers chrétiens de tuer des hommes et des enfants pour accomplir leurs mystères et leurs sacrifices; il répondit : « Nous qui nommons

» *homicides et coupables devant Dieu les femmes qui se*
» *font avorter,* immolerions-nous des hommes ? Nous ne
» pouvons à la fois *respecter la vie dans le sein de la mère,*
» *croire qu'elle y est déjà précieuse devant Dieu,* et im-
» moler l'enfant quand il est né. »

Ces paroles sont parfaitement claires; la croyance qu'elles
expriment est simple comme la vérité, et elle n'était point
alors obscurcie par les subtilités qui apparurent plus tard.

Cependant, malgré la tradition, malgré ce qu'avaient
écrit saint Bazile, saint Augustin et saint Césaire, la
doctrine qu'ils avaient combattue devait un jour repa-
raître, et, pour ainsi dire, dominer dans l'Église, pendant
plusieurs siècles, appuyée sur l'autorité d'un saint et illustre
docteur.

Cette doctrine, qui semblait être empruntée à Aristote,
fut enseignée par saint Thomas, en 1274. Presque tous les
théologiens l'adoptèrent, et elle ne trouva de contradic-
teurs qu'après quatre cents ans.

Aristote, en parlant des premiers phénomènes vitaux qui
se manifestent chez le fœtus, dit que l'*animation* a lieu au
40.ᵉ jour après la conception pour les garçons, et beaucoup
plus tard pour les filles. Mais Aristote n'entendait pas parler de l'union de l'âme et du corps, puisque, suivant lui,
le corps reste pendant toute la grossesse à l'état végétatif,
et ne reçoit l'âme raisonnable qu'au moment de la naissance.

C'est donc en faisant une fausse application de la pensée
d'Aristote et des médecins de l'antiquité, que saint Thomas fixa l'union de l'âme et du corps au 40.ᵉ jour pour
les garçons et au 90.ᵉ pour les filles.

D'où vient qu'un homme de la valeur de saint Thomas
ait reproduit et fait accepter une semblable erreur ?

L'erreur de saint Thomas n'est pas sienne, c'est celle
de son siècle dont il a subi l'influence, comme les premiers pères de l'Église avaient subi celle du paganisme.

Il a voulu demander des lumières à la médecine ; mais,
au XIII.ᵉ siècle, la médecine était réduite à quelques no-
tions puisées dans les livres arabes où se trouvaient sou-

vent travestis Galien et Aristote. Est-il nécessaire d'ajouter que la médecine était alors, en Occident, le privilége de moines bavards, qui, noyant la véritable science dans des discussions oiseuses et ridicules, assommaient leurs malades à coups de syllogismes sur l'essence et l'être, la matière et la forme, etc. ?

Il faut arriver au XVIIe siècle pour voir combattre l'erreur enseignée par les théologiens depuis saint Thomas ; et (chose bizarre !) c'est à deux médecins qu'était réservé cet honneur.

Le premier, Thomas Fienus, médecin du duc de Bavière et professeur de médecine à Louvain, publia, en 1640, un ouvrage *De formatione fœti,* dans lequel il cherche à établir que l'animation a lieu dans les trois jours qui suivent le rapprochement des sexes.

Le second, Zacchias, médecin du pape Innocent X, s'occupa du même sujet dans son important ouvrage inutulé : *Questions médico-légales.* Alors les lois faisaient la distinction du fœtus animé et du fœtus inanimé ; Zacchias, en parlant des peines dont on frappait le crime de l'avortement, est obligé de se conformer aux idées de son temps. Mais il termine en déclarant qu'elles sont opposées à sa croyance qu'il a, dit-il, développée ailleurs : « *Ani-* » *mam fieri illico à conceptis feminibus, De. Opt. Max.* » *tunc eam infundere comprobavi.* »

Cependant, un autre médecin, Jean Marc, de Pragues, copiant Aristote et Platon d'une manière plus exacte que ne l'avait fait saint Thomas, soutint que l'enfant recevait l'âme, par infusion, au moment de la naissance.

L'Eglise s'émut du danger que présentaient de semblables doctrines, et condamna, par la bouche d'Innocent XI, la proposition de Jean Marc, le 2 mars 1679.

Telles sont les principales erreurs qui se sont produites, à différentes époques, au sujet de l'animation du fœtus ; j'ai dû les rappeler pour l'intelligence de ce qui va suivre ; mais je crois utile de rappeler aussi qu'elle est la croyance de l'Eglise, la seule, d'ailleurs, qui soit d'accord avec la raison.

Je dirai donc : l'âme est créée et unie au corps de l'homme, au moment même de la fécondation.

L'âme, unie à quelques molécules de matière, ne manifeste encore sa présence par aucun phénomène ; de même que ses facultés ne se développent que plus tard, en raison du développement des organes, seuls instruments au moyen desquels elles peuvent s'exercer.

Les croyances qui ont régné à différentes époques et chez différents peuples, au sujet de *l'animation*, ont eu une très-grande influence sur les mœurs et la législation.

Les païens, qui pensaient que l'enfant n'était, avant sa naissance, qu'une portion des viscères de sa mère, ne pouvaient considérer l'avortement comme un crime. Aussi voyons-nous, en Grèce, que c'était une coutume très-répandue et même érigée en devoir, et sanctionnée par les lois, dans le but d'équilibrer la population.

Les idées romaines, en partie empruntées aux stoïciens, allaient même plus loin, puisque l'enfant ne faisait partie de la société et n'avait droit à l'existence, que lorsqu'il avait été reconnu par ses parents et appliqué à la mamelle.

C'est pourquoi les dames romaines, trouvant dans les obligations et les douleurs de la maternité un obstacle à leurs plaisirs, mettaient fort peu de scrupule à se faire avorter. Cet acte barbare était si bien passé dans les habitudes romaines, que Cicéron, en examinant les conséquences civiles qu'il peut avoir, n'a pas l'air de soupçonner qu'il est contraire à la morale. (*Orat. pro A. Cl. Avit.*)

La corruption de Rome ne fit qu'augmenter sous les empereurs, ou peut-être frappa davantage les esprits par le contraste que faisaient naître les vertus des premiers chrétiens. Alors, Sénèque essaya d'opposer l'autorité de sa parole au débordement des mœurs. Ce fut en vain ; le mal était trop profond et venait de trop haut. Juvénal, dans quelques vers énergiques, a dépeint, en le flétrissant, l'usage général qui existait, chez les dames de haute naissance, de se faire avorter et de se rendre stériles :

> Sed jacet aurato vix ulla puerpera lecto,
> Tantum artes ejus, tantum medicamina possunt,
> Quæ steriles facit, atque homines in ventre necandos !

Par opposition à ce qui se passait au milieu de ces nations d'une civilisation si raffinée, je rappellerai que, chez les Hébreux, peuple grossier et pourtant corrompu, l'avortement volontaire paraît avoir été inconnu, puisque les lois de Moïse n'en parlent pas, tandis qu'elles contiennent une pénalité au sujet de l'avortement résultant d'un coup porté accidentellement à une femme grosse, pendant une rixe entre des hommes. (*Exode,* chap. 21, vers. 22.)

Chez le même peuple, l'infanticide était considéré comme un crime, non-seulement envers la famille, mais aussi envers Dieu, ainsi que le prouve la conduite des sages-femmes, lorsque, par la *crainte de Dieu*, elles refusèrent d'obéir aux ordres du roi d'Égypte, qui leur commandait de tuer les enfants mâles au moment de leur naissance. (*Loc. cit.*)

La religion chrétienne combattit les vices du paganisme dont je viens de parler, d'abord par la prédication de l'exemple et de la parole, plus tard par des lois. Les premières lois ont été rendues par Constantin-le-Grand ; elles étaient extrêmement sévères. (Code Théodosien.)

Quant à l'Église elle-même, elle poursuivit l'avortement par des châtiments d'un ordre religieux, les seuls dont elle put alors disposer ; c'était des peines disciplinaires telles que la privation des sacrements pendant un certain nombre d'années.

Dans la suite, les Papes, agissant comme souverains temporels, lui opposèrent la peine capitale, parce que l'avortement était assimilé à l'infanticide et à l'homicide. (Sixte-Quint, 1588. — Grégoire-le-Grand, 1591.)

C'est d'après les mêmes bases qu'avait déjà été rendu, en France, l'édit de Henri II.

Mais les lois ont dû varier, suivant les doctrines qui ont été professées par les théologiens. C'est ainsi que, du moment où ils enseignèrent que l'âme n'était unie au corps qu'à une certaine époque après la conception, les lois civiles ne punirent l'expulsion volontaire du fœtus que lorsqu'elle avait lieu après le moment supposé de l'animation.

Mais, comme ce moment ne pouvait être déterminé d'une manière positive, certains législateurs se sont éloignés beaucoup du terme fixé arbitrairement par saint Thomas. Je citerai, par exemple, le Code de Charles Quint, suivant lequel il fallait que le fœtus eût déjà vingt semaines pour que le crime d'avortement pût être judiciairement qualifié. Et si toutes les lois n'absolvaient pas alors l'avortement provoqué dans les premiers mois de la grossesse, il est certain que les peines présentaient de grandes différences, selon l'époque où le crime avait eu lieu.

Enfin, dans des temps plus rapprochés, mais qui sont déjà loin de nous, on faisait une distinction, au sujet de l'avortement, suivant que la grossesse résultait d'une union légitime ou d'une union illégitime.

Aujourd'hui, toutes ces distinctions subtiles n'existent plus, et la loi, la même pour tous, punit comme un crime l'expulsion du fœtus non viable, produite à dessein, à quelque époque que ce soit, à partir du moment de la fécondation.

Dès ce moment, en effet, l'embryon est déjà considéré par la loi comme un individu occupant sa place dans la famille et dans la société. Dès ce moment, il est apte à succéder (Code civil, art. 725) ; il peut recevoir par donation entre vifs, il peut recevoir par testament (art. 906) ; il est soustrait à la mort qu'a encourue sa mère condamnée à la peine capitale (Code pénal, art. 27) ; enfin, comme dernière consécration des droits que la loi accorde à l'embryon, le Code pénal atteint celui qui se rend coupable d'avortement. Je transcris l'article 317 :

Quiconque, par aliments, breuvages, médicaments, violences ou par tout autre moyen, aura procuré l'avortement d'une femme enceinte, soit qu'elle y ait consenti ou non, sera puni de la réclusion.

La même peine sera prononcée contre la femme qui se sera procuré l'avortement à elle-même, ou qui aura consenti à faire usage des moyens à elle indiqués, ou administrés à cet effet, si l'avortement s'en est suivi.

Les médecins, chirurgiens et autres officiers de santé, ainsi que les pharmaciens, qui auront indiqué ou administré ces moyens, seront condamnés à la peine des travaux forcés à temps, dans le cas où l'avortement aurait eu lieu.

Ainsi, celui qui provoque l'avortement est coupable aux yeux de la loi, de même que j'ai démontré qu'il était coupable aux yeux de la religion, et par conséquent de la morale.

En s'attachant à l'esprit et non à la lettre de la loi, on ne peut considérer, comme un avortement, l'*accouchement prématuré*, qui a pour but de protéger, non-seulement la vie de la mère, mais aussi la vie de l'enfant, contre des dangers qui paraîtraient devoir être insurmontables au terme naturel de la grossesse.

L'accouchement prématuré est alors plus que licite, il est obligatoire, à la condition qu'il soit provoqué à une époque où l'enfant aura toutes chances de vivre de la vie extra-utérine, et qu'on n'emploiera que des moyens qui ne puissent pas compromettre son existence.

C'est ainsi que la plupart des médecins légistes comprennent aujourd'hui cette question.

Si, pendant longtemps, l'accouchement prématuré a trouvé parmi les accoucheurs français un si grand nombre de détracteurs, c'est qu'il blessait les légitimes susceptibilités de leur conscience ; car, alors, on ne le distinguait pas de l'avortement proprement dit.

L'accouchement prématuré a été pratiqué d'abord dans l'intérêt de la mère ; la conservation de la vie de l'enfant n'était , pour ainsi dire , qu'un accident heureux dont on se félicitait , mais qu'on ne regardait pas comme un des motifs principaux de l'opération. Le but véritable des médecins était de soustraire les femmes mal conformées aux dangers de la parturition à terme. Aussi, provoquaient-ils l'accouchement dès les premiers mois de la grossesse, sans avoir égard à la vie du fœtus. C'est en Angleterre et en Allemagne que cette manière de voir a eu surtout des partisans ; et, il est difficile, en constatant ce fait, de ne pas se demander si les *libres penseurs*, en matière de religion , ne sont pas portés trop facilement, et comme par une pente naturelle , à devenir de *libres penseurs* en morale.

Aujourd'hui , en France du moins, cette confusion entre l'avortement et l'accouchement prématuré ne peut plus exister, et ce dernier restera comme une des belles conquêtes de la chirurgie moderne.

Et c'est au moment où la science entre définitivement en possession d'une admirable ressource par laquelle sont diminuées les chances de mort qui menacent les femmes grosses et les enfants qu'elles portent, qu'on vient nous proposer de tuer des enfants pour éviter aux mères , non pas même une mort certaine , mais simplement des dangers à venir !

J'ignore quel jugement l'Académie nationale de Médecine doit porter sur cette audacieuse proposition ; mais j'espère qu'elle trouvera des paroles éloquentes pour la blâmer et la flétrir. Ce qui me le fait espérer, c'est le jugement rendu par la docte assemblée, en 1827, lorsqu'on lui demanda son avis sur l'accouchement provoqué, qui n'était pas encore distinct de l'avortement. L'Académie déclara *que la question était inconvenante ; qu'il n'existait aucun cas où il soit permis de provoquer l'avortement chez une femme grosse, ni le rétrécissement considérable du bassin, ni le développement de convulsions, ni même l'implantation du placenta sur l'orifice.* (Voir la note.)

Alors la science était d'accord avec la religion, avec la morale, avec les lois. En serait-il autrement aujourd'hui ? Je ne puis l'admettre.

Ceux qui croient que la science a des exigences devant lesquelles tout doit fléchir, ont cherché à concilier leur manière de voir avec le Code pénal, et, se servant d'arguments plus subtils que sérieux, ils ont dit : « L'article » 317 du Code pénal ne peut atteindre que l'avortement ou » la sortie prématurée du fœtus, provoquée et accomplie » *dans une intention criminelle.* » (Devergie, méd. leg.)

C'est discuter sur la qualification qu'on doit donner à l'action en elle-même, et sur la nature ou le dégré des peines que mérite celui qui provoque un avortement; mais on ne prouvera jamais qu'un médecin a le droit de vie ou de mort sur un enfant pendant son existence intra-utérine.

On a invoqué les difficultés qui se présentent dans la pratique, et on a cru pouvoir décider que, lorsque la mère et l'enfant étaient en danger de mort, il fallait sacrifier l'enfant pour sauver la mère; de même que, dans le but de conserver un héritier à une grande famille ou un futur souverain à un État, on a pu croire, autrefois, qu'il était permis de sacrifier la mère pour sauvèr l'enfant. C'est une double erreur : la mère et l'enfant ont les mêmes droits; et l'enfant lui-même a autant de droits à l'existence, pendant les premiers temps de la gestation qu'à l'époque où il est appelé à vivre hors du sein de sa mère.

Examinons, d'ailleurs, les différents cas dans lesquels on a supposé que l'avortement est nécessaire.

Le médecin peut être appelé près d'une femme dans les premiers mois de la grossesse, afin de combattre des accidents qui mettent *actuellement* la vie de cette femme en danger. Ces accidents sont particulièrement les convulsions et les hémorrhagies utérines.

Il peut être consulté au commencement de la grossesse chez une femme dont la vie *n'est pas actuellement* en danger, mais qui le sera infailliblement, d'après toutes les prévisions de la science, lorsque le terme naturel de la grossesse sera arrivé. C'est lorsque le bassin est rétréci par un vice de conformation ou par la présence d'une tumeur dans les parois ou la cavité du bassin, ou dans les parois ou la cavité de l'utérus.

I. — Contre des convulsions survenant au commencement de la grossesse et menaçant les jours de la femme, on propose l'avortement. Ce moyen est-il un remède certain ? Personne n'oserait l'affirmer ; or, ce n'est pas le lieu d'appliquer le précepte : *melius anceps quam nullum.*

De ce que les convulsions, se déclarant pendant le travail de l'accouchement, cessent assez souvent lorsque l'accouchement est accompli, on a conclu qu'il en devait être de même pour les convulsions qui surviennent au début de la grossesse; mais on a comparé deux choses tout-à-fait différentes.

Bien plus, si l'utérus, à l'état de gestation, c'est-à-dire dans un état physiologique, devient, chez certaines femmes, le point de départ d'une excitation nerveuse capable de produire l'éclampsie, n'est-il pas à craindre que cette éclampsie ne prenne un accroissement fatal par suite du surcroît d'irritation que vous porterez sur l'utérus, dans le but de provoquer l'expulsion du produit de la conception ? Ce résultat serait d'autant plus probable que les moyens abortifs n'ont pas une action instantanée.

Dans ce cas, l'avortement aurait donc le double inconvénient de tuer l'enfant et d'aggraver l'état de la mère.

Quant à l'hémorrhagie utérine, elle peut se manifester dans des circonstances bien différentes.

Tantôt, en effet, cet accident a lieu en même temps que l'œuf se présente à l'orifice utérin. L'œuf, alors, a perdu ses connexions, il est décollé, il est devenu corps étranger ; en un mot, l'avortement naturel est en voie d'exécution. L'enfant est mort, ou va infailliblement mourir, puisqu'il n'est pas viable ; il faut donc hâter la terminaison de l'avortement pour sauver la mère et pour administrer, s'il y a lieu, le baptême à l'enfant.

Dans d'autres cas, les pertes de sang ne sont pas accompagnées des signes qui indiquent que l'avortement est inévitable. Alors, on doit tout faire pour sauver la femme, sans nuire à l'enfant.

Je sortirais de mon sujet, si je parlais ici des différents traitements qu'on doit opposer aux hémorrhagies utérines ; mais je crois utile de dire que certains moyens, qui sembleraient destinés à provoquer l'avortement, peuvent, au contraire, le prévenir, lorsque, dans telle ou telle circonstance donnée, ils sont administrés avec prudence et circonspection.

Enfin, je rappellerai (et la plupart des médecins ont pu l'observer comme moi) qu'il n'est pas rare de voir des femmes qui ont eu, pendant leur grossesse, des pertes extrêmement abondantes, et qui, cependant, sont accouchées à terme d'un enfant vivant.

II. — Si l'avortement ne doit pas être provoqué lorsque la femme se trouve *actuellement* en danger, à plus forte raison on ne doit pas avoir recours à ce moyen dans la prévision d'un danger possible ou même d'un danger certain.

Lorsqu'il existe, dans le bassin ou dans l'utérus, des obstacles à l'accomplissement de la parturition au terme ordinaire de la grossesse, on n'est pas condamné à voir succomber les femmes sans pouvoir les secourir. Selon la nature et la position de l'obstacle, la chirurgie possède diverses ressources.

Tantôt, c'est la ponction, l'incision, l'extirpation, le déplacement de tumeurs qui empêchent le passage de l'enfant ; tantôt, c'est l'accouchement prématuré qu'on pratique lorsque la grossesse a dépassé le 7.ᵉ mois ; dans d'autres cas, enfin, on a recours à la symphyséotomie ou à l'opération césarienne, etc. C'est à l'accoucheur à savoir choisir entre ces divers moyens, selon les indications qui se présentent.

Un homme dont le nom fait autorité dans la science des accouchements, M. A.-C. Danyau, a réuni, dans les notes dont il a enrichi sa traduction de l'ouvrage de Naegelé (*des principaux vices de conformation du bassin, etc.*, 1840), de nombreuses observations dans lesquelles on trouve des exemples à suivre et des fautes à éviter, relativement à la conduite à tenir dans les cas d'obstruction du bassin.

L'accoucheur n'est donc pas entièrement désarmé en face des difficultés qui doivent rendre l'accouchement impossible par les moyens ordinaires. Il possède des ressources sanctionnées par l'expérience et approuvées par la morale la plus sévère. Si cependant, dans l'intérêt exclusif de la mère et malgré les considérations que j'ai fait valoir, on était tenté de provoquer l'avortement, je dirais que l'avortement n'est pas toujours une opération exempte de dangers; que, dans des mains téméraires ou inhabiles, il peut compromet..re la vie de la femme, en même temps qu'il détruit la vie de l'enfant; je dirais enfin que, lors même qu'on refuserait de reconnaître que l'avortement est un crime, il serait toujours extrêmement difficile de décider au lit de la femme quels sont les cas où il serait véritablement indiqué.

Enfin, si on professe que l'avortement est quelquefois nécessaire, voici ce qui arrivera : La plupart des médecins, par prudence, par scrupules de conscience, par le désir enfin de ne pas se compromettre, continueront à s'abstenir, et l'avortement restera le triste privilége de quelques hommes éminents qui pourront agir au grand jour, protégés par leur talent et leur haute réputation. Mais, à l'ombre de leur nom et de l'autorité de leur parole, d'autres hommes trop complaisants et coupables, pourront, en prétextant des dangers tout-à-fait imaginaires, se livrer, sans redouter le glaive de la loi, à l'infâme métier de cacher les traces d'une faute ou d'un crime par un crime plus odieux.

Les considérations qui précèdent suffiront, je crois, pour démontrer que l'avortement provoqué est une opération contraire à la morale et à la religion; qu'elle nuit aux droits de la famille et de la société; qu'elle est condamnée par les lois chez les peuples chrétiens; enfin, qu'elle n'est pas même excusable au point de vue de la science.

Je suis loin de vouloir confondre dans le même ana-
thême, et l'opération et ceux qui, de bonne foi, viennent
la proposer. Je l'ai déjà dit en commençant : ceux-ci sont
les premières victimes des lacunes qui existent dans l'enseignement de nos écoles ; ils sont surtout les victimes de
l'impulsion donnée, par quelques hommes de génie, à l'esprit des élèves qui ont écouté leurs savantes, mais dange-
reuses leçons.

Je terminerai en rappelant que le père de la médecine,
qui savait allier à la science une probité incorruptible, et
que ses vertus avaient élevé au-dessus de ses contempo-
rains, nous a montré, dans le passage suivant, comment
il comprenait les devoirs du médecin :

Jamais, a dit Hippocrate, séduit par des promesses ou
de mon propre mouvement, je ne voudrais indiquer ou
administrer à qui que ce soit un médicament mortel ; jamais, je ne procurerai à une femme grosse les moyens de
détruire l'enfant qu'elle porte en son sein ; mais je veux
que ma vie et ma réputation soient à toujours irréprocha-
bles et pures de toute action criminelle.

Note.

En regard de l'opinion de l'Académie Royale de Médecine, en 1827, il n'est pas sans intérêt de faire con-
naître l'opinion de la même Société, en 1852.

Le 10 février, M. Cazeaux a lu, sur l'*avortement provoqué*, un rapport terminé par les propositions suivantes,
qui résument les opinions de l'auteur :

1.º C'est par suite d'une fausse interprétation que les
lois divines et humaines, relatives à l'avortement, ont été
appliquées à l'avortement pratiqué dans un but médical.

2.º Les lois punissent le crime ; elles ne peuvent donc
atteindre sans injustice un acte accompli avec les inten-
tions les plus pures.

3.º Placée dans la cruelle alternative de choisir entre la vie de son enfant et sa propre conservation, la femme a, de par la loi naturelle, le droit d'opter pour la mutilation du fœtus.

4.º Dans ce cas, le médecin peut et doit sacrifier l'enfant au salut de la mère.

5.º L'avortement provoqué étant beaucoup moins grave pour la mère que l'embryotomie pratiquée au terme de la grossesse, le médecin peut et doit lui donner la préférence.

6.º Les rétrécissements dans lesquels le bassin offre moins de six centimètres et demi dans son plus petit diamètre, les hémorrhagies que rien n'a pu arrêter, les tumeurs des parties molles ou dures, qui ne sont pas susceptibles d'être déplacées, ponctionnées, incisées ou extirpées, sont les seules indications de l'avortement provoqué.

7.º Le médecin ne doit jamais s'y décider, sans avoir préalablement pris l'avis de plusieurs confrères éclairés.

Ces conclusions ont donné lieu à une discussion animée dans les séances de l'Académie Nationale de Médecine des 2, 9, 16 et 23 mars.

Les orateurs qui ont pris la parole se sont presque tous montrés, à des degrés divers, il est vrai, partisans de l'avortement provoqué; mais plusieurs n'ont envisagé la question que du côté obstétrical.

M. Begin, qui a combattu les conclusions du rapport, est le seul membre de l'Académie qui ait bien établi que la question est moins une question d'obstétrique qu'une question de morale civile et religieuse.

Pendant le cours de la discussion, plusieurs membres ont exprimé le regret que l'Académie ait été appelée à se prononcer sur un pareil sujet, attendu que, à leurs yeux, une décision serait inutile ou dangereuse.

Enfin, le 30 mars, après une discussion sur l'avortement pratiqué dans les cas de vomissements incoercibles pendant la grossesse, discussion qui a montré combien peu les accoucheurs étaient d'accord sur ce point, l'Académie a décidé qu'elle ne prononcerait pas de jugement sur la doctrine générale de l'avortement ; et, se bornant au cas particulier qui lui avait été soumis, a adopté la conclusion suivante proposée par la commission :

Considérant que, dans le cas de la fille Julie Gros, M. le docteur Lenoir, en s'appuyant sur l'exemple déjà donné par deux praticiens, et sur l'avis de plusieurs consultants, était suffisamment autorisé à provoquer l'avortement,

L'Académie remercie cet honorable médecin de son intéressante communication, etc....

Nantes, Imprimerie de Mme veuve Camille Mellinet. — 50,299.

www.ingramcontent.com/pod-product-compliance
Ingram Content Group UK Ltd.
Pitfield, Milton Keynes, MK11 3LW, UK
UKHW021718090726
13657UKWH00005B/2335